BEI GRIN MACHT SICH IHR WISSEN BEZAHLT

- Wir veröffentlichen Ihre Hausarbeit, Bachelor- und Masterarbeit

- Ihr eigenes eBook und Buch - weltweit in allen wichtigen Shops

- Verdienen Sie an jedem Verkauf

Jetzt bei www.GRIN.com hochladen und kostenlos publizieren

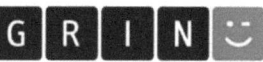

Auswirkungen des demografischen Wandels auf die Finanzierung der gesetzlichen Krankenversicherung

Moritz Meger

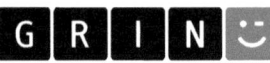

Bibliografische Information der Deutschen Nationalbibliothek:

Die Deutsche Nationalbibliothek verzeichnet diese Publikation in der Deutschen Nationalbibliografie; detaillierte bibliografische Daten sind im Internet über http://dnb.d-nb.de abrufbar.

ISBN: 9783346700285
Dieses Buch ist auch als E-Book erhältlich.

© GRIN Publishing GmbH
Nymphenburger Straße 86
80636 München

Druck und Bindung: Books on Demand GmbH, Norderstedt Germany
Gedruckt auf säurefreiem Papier aus verantwortungsvollen Quellen

Das Buch bei GRIN: https://www.grin.com/document/1264280

Hochschule Rhein-Waal

Fakultät Life Sciences

Studiengang Gesundheitswissenschaften und -management

Projektarbeit Gesundheitsökonomie

Auswirkungen des demografischen Wandels auf die Finanzierung der gesetzlichen Krankenversicherung

Am 10.06.2022 vorgelegt von:

Moritz Meger

Inhaltsverzeichnis

Abbildungsverzeichnis

Tabellenverzeichnis

Abkürzungsverzeichnis

Abb.	Abbildung
Abs.	Absatz
BMG	Bundesministerium für Gesundheit
et al.	und andere
e. V.	eingetragener Verein
f.	folgende
ff.	fort folgende
GKV	Gesetzliche Krankenversicherung
Hrsg.	Herausgeber
JAEG	Jahresarbeitsentgeltgrenze
Kap.	Kapitel
Mrd.	Milliarden
PKV	Private Krankenversicherung
resp.	respektive
SGB	Sozialgesetzbuch
Tab.	Tabelle
u.a.	unter anderem
z.B.	zum Beispiel

Gender-Erklärung

Die in der Hausarbeit gewählte männliche Form bezieht sich immer zugleich auf weibliche und männliche Personen. In dieser Arbeit wird aus Gründen der besseren Lesbarkeit das generische Maskulinum verwendet.

1 Einleitung

Der demografische Wandel steht in Zusammenhang mit einer zunehmenden durchschnittlichen Lebenserwartung bei Geburt sowie einem steigenden Bevölkerungsanteil älterer Menschen. Auch Deutschland ist von diesem Trend betroffen. So ist in einem Zeitraum von mehr als 60 Jahren, bei männlichen Personen die Lebenserwartung von 64 auf 78,64 Jahre gestiegen. Bei weiblichen Personen sogar von 68 auf 83,4 Jahre. Innerhalb dieses Zeitraums ist zudem eine Verdopplung des Bevölkerungsanteils der über 65-Jährigen von 9,7% auf 22% zu konstatieren. Dieser Anteil wird u.a. aufgrund der relativ geburtenstarken Jahrgänge der 1955 bis Ende der 1960er Jahrgänge, den sogenannten „Babyboomern", in den kommenden zwanzig Jahren noch weiter ansteigen. Die Folge der zuvor beschriebenen Entwicklung des demografischen Wandels hat insbesondere Auswirkungen auf die Gesundheitsausgaben, die demzufolge weiter ansteigen werden. In Bezug auf die gesetzliche Krankenversicherung (GKV), hat die demografische Entwicklung vor allem Einfluss auf die Finanzierung. Dementsprechend wird wegen der einkommensorientierten Beiträge, durch den wachsenden Rentneranteil, die Einnahmebasis der GKV schrumpfen. Um dieser sinkenden Einnahmebasis, in Verbindung mit den steigenden Ausgaben entgegenzuwirken, wird es zu steigenden Beiträgen kommen. So wird der Beitragssatz für das Jahr 2030 je nach Annahme auf zwischen 17 und 30% geschätzt (AOK-Bundesverband, 2022, Bertelsmann Stiftung, 2019, S. 5, Breyer und Lorenz, 2020, S. 591).

Im weiteren Verlauf der Projektarbeit sollen zunächst theoretische Grundlagen zur Finanzierung der GKV und den Auswirkungen des demografischen Wandels auf diese Krankenversicherungsform veranschaulicht werden. Anschließend erfolgt im Hauptteil der Arbeit (Diskussion) eine Vorstellung und kritische Reflexion der Handlungsoptionen für die zukünftige Finanzierung der GKV.

2 Theoretischer Hintergrund

Nachfolgend wird zunächst auf den Krankenversicherungsmarkt in Deutschland eingegangen. Anschließend werden die Einnahmen und Ausgaben der GKV dargestellt. Zum Abschluss des Kapitels wird das Thema der vorliegenden Projektarbeit konkretisiert, indem die Auswirkungen des demografischen Wandels auf die Finanzsituation der GKV thematisiert werden.

2.1 Struktur des Krankenversicherungsmarktes in Deutschland

Die Krankenversicherung ist in Deutschland, Teil des sozialen Sicherungssystems. Daher besteht grundsätzlich für alle Bürger des Staates, die Verpflichtung, sich gesetzlich oder privat zu versichern. (Fleßa and Greiner, 2013). Fleßa und Greiner, 2013, S. 77).

Der Großteil der deutschen Bevölkerung ist dabei gesetzlich versichert. So beträgt bspw. der Anteil der gesetzlich Versicherten, unter den Erwerbstätigen, 87%. Der übrige Anteil ist somit privat versichert. In der GKV liegt eine paritätische Finanzierung vor. Dementsprechend werden die Beiträge gemeinsam von Arbeitgebern (7,3%) und Arbeitnehmern (7,3%) geleistet. Versichert sind in der GKV neben Beschäftigten, die auch unter gewissen Einkommensgrenzen, Versicherungsschutz genießen, Bezieher von Erwerbsersatzeinkünften wie Arbeitslosengeld, Rente oder Krankengeld, auch Studierende, Rentner und Rentenangestellte sowie Familienangehörige. Oberhalb gewisser Einkommensgrenzen besteht u.a. für Beschäftigte, Selbstständige und Künstler, die Option, eine freiwillige Versicherung in Anspruch zu nehmen. Diese können demzufolge entscheiden, ob sie in der GKV oder PKV, versichert sein möchten. Beamte und Selbstständige sind allerdings für gewöhnlich, Mitglieder der PKV (Bundesministerium für Gesundheit (BMG), 2022, Porther und Guth, 2012, S. 86, Statistisches Bundesamt, 2022).

Neben den unterschiedlichen Eintrittsvoraussetzung unterscheiden sich die beiden Versicherungsformen, auch in ihren Grundprinzipien. Diese sind zum einen das Äquivalenzprinzip und zum anderen das Solidaritätsprinzip. Im Gegensatz zum Äquivalenzprinzip der PKV, bei dem für jeden Versicherten in Abhängigkeit des Alters, Geschlechts und Vorerkrankungen, eine Risikoprämie kalkuliert wird, greift in der GKV das Solidaritätsprinzip. Dieses Prinzip orientiert sich an der finanziellen

Leistungsfähigkeit des Versicherten und nicht nach dem individuellen Risiko. Demzufolge steht jedem Versicherten die gleiche Leistung, unabhängig von der jeweiligen Beitragshöhe zu. Zudem hat die GKV im Gegensatz zur PKV, Kontrahierungszwang und muss daher jeden Beitrittswilligen, unabhängig von Erkrankungen Risiken aufnehmen (Bundesministerium für Gesundheit (BMG), 2022, Hajen et al., 2017, S. 105, Porter und Guth, S. 86 f.).

In der GKV besteht eine Einkommensobergrenze, bis zu der eine Versicherungspflicht vorhanden ist. Diese Versicherungspflichtgrenze wird auch Jahresarbeitsentgeltgrenze (JAEG) genannt. Die jährlich angepasste JAEG liegt bei monatlich 5.362,50€, resp. jährlich bei 64.350€ (Stand 2021). Bei Überschreiten der JAEG, sind neben bereits beschäftigten pflichtversicherten Arbeitnehmern, auch Arbeitnehmer versicherungsfrei, bei denen das Gehalt oberhalb der Grenze liegt. Diese haben jedoch die Option, als freiwilliges Mitglied in die GKV beizutreten, auch wenn sie vorher privat krankenversichert waren. Für alle Erwerbstätigen, die bereits am 31. Dezember 2022 privat krankenversichert waren, kommt die besondere JAEG, die bei jährlich 58.050 Euro im Jahr (Stand 2021) liegt, zum Tragen (Bundesministerium für Gesundheit (BMG), 2022, Verband der Ersatzkassen e. V. (vdek), 2022). In der GKV findet zudem eine Begrenzung der Beitragszahlungen statt. Dies erfolgt durch die sogenannte Beitragsbemessungsgrenze, die bei jährlich 58.050 Euro (Stand 2021) liegt. Wird die jährlich angepasste Grenze, von dem jährlich zu berücksichtigten Einkommen überschritten, so sind für den darüber liegenden Betrag, keine Beitragszahlungen mehr notwendig (Bundesministerium für Gesundheit (BMG), 2017, Verband der Ersatzkassen e. V. (vdek), 2022).

2.2 Einnahmen und Ausgaben der gesetzlichen Krankenversicherung

Die Finanzierungsgrundlage der GKV stellen Beiträge der Versicherten, ein jährlicher Bundeszuschuss und sonstige Einnahmen dar (§ 220 SGB V Abs. 1). Die Einnahmen der GKV resultieren dabei vornehmlich aus den Beiträgen der Versicherten. Diese werden, wie in Kap. 2.1 konstatiert, von Arbeitnehmern (7,3%) und Arbeitgebern (7,3%) getragen. Ein geringerer Teil kommt durch andere Träger der Sozialversicherung wie bspw. der Rentenversicherung sowie sonstige Einnahmen zustande. Diese Einnahmen sowie der jährliche Bundeszuschuss aus Steuergeldern, der seit 2017 auf 14,5 Milliarden Euro festgeschrieben wurde, fließen dann dem Gesundheitsfonds zu. Der Bundeszuschuss stellt dabei einen Ausgleich für familienpolitische Leistungen dar und entspricht den Ausgaben der GKV für Kinder. Aus dem Gesundheitsfonds bekommen die Krankenkassen eine einheitliche Grundpauschale für jeden Versicherten. Zudem wird die unterschiedliche Risikostruktur der Versicherten innerhalb der Krankenkassen beachtet, indem die Krankenkassen je nach Alters-, Geschlechts- und Risikostruktur, Zu- und Abschläge zur Deckung ihrer standardisierten Leistungsausgaben zugewiesen bekommen. Demnach bekommen Krankenkassen mit älteren und kranken Versicherten mehr finanzielle Unterstützung als Krankenkassen mit einem Großteil an jungen und gesunden Versicherten. Wenn die Deckung der voraussichtlichen Ausgaben nicht durch Zuweisungen aus dem Gesundheitsfonds gewährleistet werden kann, müssen Krankenkassen zusätzlich einen einkommensabhängigen Zusatzbeitrag beanspruchen. Dieser wird seit dem 1. Januar 2019 gleichermaßen von Arbeitgebern und Arbeitnehmern getragen und beträgt im Durchschnitt 0,99% (Bundesministerium für Gesundheit (BMG), 2022, Hajen et al., 2017, S. 122 ff.).

Etwa die Hälfte aller Gesundheitsausgaben gehen auf die Krankenkassen zurück. Die Ausgaben der GKV belaufen sich dabei im Wesentlichen auf die gesetzlich normierten Regelleistungen, die dem Versicherten zustehen. Diese Leistungen können vom Versicherten auf Grundlage des Sachleistungsprinzips in Anspruch genommen werden. Demnach muss der Versicherte nicht in finanzielle Vorleistung gehen, sondern die Leistungen der Leistungserbringer werden mit den Krankenversicherungen abgerechnet. Die Leistungen müssen dabei ausreichend, zweckmäßig und wirtschaftlich sein. Zudem darf das Maß des Notwendigen nicht überschritten werden (Hajen et al., 2017, S. 86 ff.).

Nachfolgend wird näher auf die Entwicklung und Struktur der Sachausgaben der GKV eingegangen. Diese ist in Tab. 1 zu erkennen. Dabei sind ausgewählte Leistungen der GKV, mit den entsprechenden Ausgaben aufgeführt. Zur Veranschaulichung der Entwicklung, sind die Ausgaben der jeweiligen Leistungen der Jahre 2009, 2015 und 2020 dargestellt.

	2009 absolut	%	2015 absolut	%	2020	%	Veränderung 2009 zu 2020
Leistungen insgesamt	**160,4**	**100**	**202,1**	**100**	**248,9**	**100**	**55,17**
Ärztliche Behandlung	26,7	16,7	34,9	17,5	43,8	17,6	64,04
Zahnärztliche Behandlung	11,2	6,9	13,4	6,5	15,0	6,0	34
Arzneimittel	30,1	17,3	34,8	17,3	43,4	17,4	44.2
Heil- und Hilfsmittel	9,9	6,3	13,1	6,8	18,2	7,3	38,93
Krankenhausbehandlung	56,0	35,9	70,3	34,4	81,5	32,7	45,54
Krankengeld	7,3	5,1	11,2	5,6	16,0	6,4	19,18
Fahrkosten	3,5	2,3	5,0	2,5	7,1	2,9	2,86
Vorsorge und Rehabilitation	2,8	1,7	3,3	1,6	3,1	1,2	10,71
Prävention	0,3	0,2	0,3	0,2	0,4	0,2	33,33
Überschuss der Einnahmen	1,4		-1,1		-2,6		

Tab. 1: Ausgaben in der GKV nach ausgewählten Leistungsarten, modifiziert nach (Bundesministerium für Gesundheit (BMG), 2021, S. 132)

(Bundesministerium für Gesundheit (BMG), 2021)

Bei Betrachtung von Tab. 1 ist erkennbar, dass die Ausgaben in der Zeit von 2009 bis 2020 in Bezug auf die aufgeführten Leistungen der GKV, gestiegen sind. Dabei haben sich insbesondere die Ausgaben für Leistungen wie ärztliche Behandlungen, Krankenhausbehandlungen und Arzneimittel erhöht. Diese Leistungen, sind auch jene Leistungen, die in diesen Jahren, den größten Anteil an den Gesamtausgaben, ausmachten. Für den Grund der steigenden Pro-Kopf-Ausgaben werden insbesondere zwei Faktoren verantwortlich gemacht. Einerseits die Alterung der Bevölkerung, die geprägt ist von steigender Lebenserwartung und geringen Geburtenzahlen. Andererseits der medizinische Fortschritt, der in Verbindung mit neuen und teuren Behandlungsmethoden in Verbindung steht. Zu erkennen ist auch, dass im Jahre 2020 ein Defizit von 2,6 Milliarden Euro erzielt wurde und somit das höchste Minus seit dem Jahr 2003 (AOK-Bundesverband, 2021, Breyer und Lorenz, 2020, S. 591 ff., Bundesministerium für Gesundheit (BMG), 2021, S. 132, GKV-Spitzenverband, 2022).

2.3 Auswirkungen des demografischen Wandels auf die Finanzsituation der gesetzlichen Krankenversicherung

Wie bereits in Kap. 1 erwähnt, wird es aufgrund des wachsenden Rentneranteils zum einen zu einer sinkenden Einnahmebasis kommen, da immer weniger Erwerbstätige in das System einzahlen. Zum anderen steigen die Kosten durch den höheren Altersdurchschnitt in der deutschen Bevölkerung für die GKV an. So weisen ältere Menschen im Vergleich zu jüngeren Menschen, oftmals einen schlechteren Gesundheitszustand auf und sind häufiger von chronischen Erkrankungen betroffen. Dies führt u.a. zu höheren Kosten. Um diese zukünftige Finanzierungsproblematik der GKV besser nachvollziehen zu können, sind die Versicherungsbeiträge und Gesundheitsausgaben nach Alter in Abb. 1 aufgeführt.

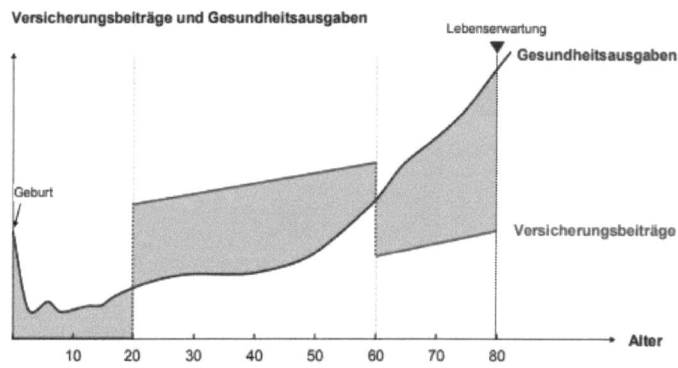

Abb. 1: Deckungsbeiträge über den Lebenszyklus eines GKV-Versicherten (Porter und Guth, 2012, S. 96)

In Abb. 1 wird deutlich, dass die Kosten der Erwerbstätigen (20- bis 60-Jährige), deutlich unter den entsprechenden Beitragszahlungen liegen. Somit kommt es durch die Erwerbstätigen zu einem Nettoüberschuss im System. Im Ruhestand verändert sich dies jedoch wieder, da die Versicherungsbeiträge der Rentner, die entsprechenden Kosten nicht decken können. Folglich liegen die Ausgaben für Rentner, deutlich über den entsprechenden Beiträgen (Porter und Guth, 2012, S. 96).

In Kap. 2.2 wurde in diesem Zusammenhang das Finanzierungsdefizit thematisiert. Demzufolge erreichte die GKV, 2020 ein Defizit von 2,6 Milliarden Euro. Für die kommenden Jahre werden die Defizite sogar noch höher prognostiziert. Dieses

Finanzierungsdefizit darf gemäß § 220 Abs. 1 SGB V grundsätzlich nicht entstehen, da in jedem Haushaltsjahr ein Ausgleich von Einnahmen und Ausgaben vorzunehmen ist. Verhindert werden kann dies durch eine Verringerung der Ausgaben, entweder durch eingeschränkte gesetzliche Leistungen oder in Form von Beitragserhöhungen. Inwiefern sich dabei die Beiträge im Laufe der Zeit verändert haben, ist in Abb. 2 dargestellt (AOK-Bundesverband, 2021, Porter und Guth, 2012, S.96).

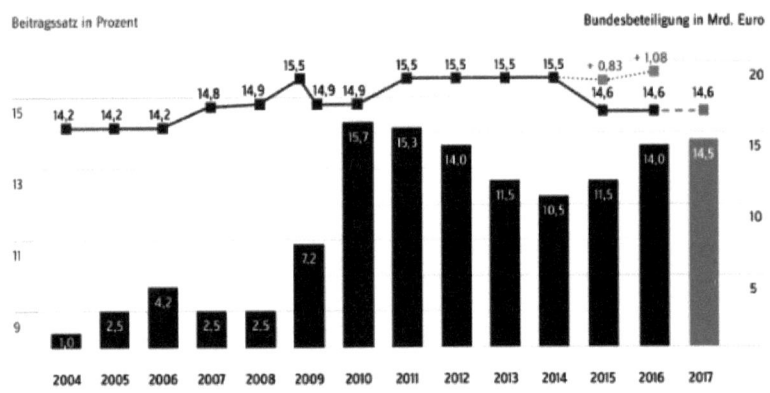

Abb. 2: Beitragssatzentwicklung in der GKV (GKV-Spitzenverband, 2016, S. 26, zitiert nach Hajen et al., 2017, S. 88)

In Abb. 2 ist zu erkennen, dass die Beiträge, im Laufe der Zeit schwankten. Diese lagen bspw. 2004 noch bei 14,2% und wurden seit 2017 auf einheitlich 14,6% festgeschrieben. Um diesen steigenden Kosten zu begegnen, wird für die Zukunft ein höherer Beitragssatz prognostiziert, der je nach Annahme auf etwa 17 bis 30% geschätzt wird. Um das weitere Ansteigen der Beiträge zu verhindern, besteht seit 2004 zudem ein Bundeszuschuss (Kap. 2.3), an die GKV. Dieser wurde auf 14,5 Mrd. € festgelegt und wird aus Steuermitteln finanziert. In der Diskussion dieser Arbeit (Kap. 4) werden steigende Beiträge und deren möglichen Auswirkungen noch weiter behandelt (Bundesministerium für Gesundheit (BMG), 2022, Hajen et al., 2017, S. 87 ff.).

3 Material und Methoden

Im folgenden Kapitel wird eine kurze Beschreibung der Methodik vorgenommen. Dies dient dazu, die Nachvollziehbarkeit der angewandten Literaturrecherche zu stärken und den wissenschaftlichen Anspruch der Projektarbeit zu festigen. Dabei wird die Vorgehensweise der Literaturrecherche sowie die zentrale Fragestellung der Projektarbeit in seinen Grundzügen vorgestellt.

Die Literaturrecherche fand in einem Zeitraum von April bis Juni 2022 statt. Bei der Literaturauswahl wurde insbesondere auf das Datenbank-Informationssystem der Hochschule Rhein-Waal (insbesondere der Springer-Link), als auch weitere Datenbanken wie Pubmed und GoogleScolar zugegriffen. Anschließend erfolgte eine Filterung und Gliederung des themenrelevanten Materials. Mithilfe verschiedener Schlagwörter sowie Kombinationen wie bspw. „Demografischer Wandel und Finanzierung der GKV, konnte relevante Literatur identifiziert werden. Die Literaturrecherche erfolgte zudem auf Basis folgender wissenschaftlicher Fragestellung: „Wie wirkst sich der demografische Wandel auf die Finanzierung der gesetzlichen Krankenversicherung aus?" Darüber hinaus wurde der Frage auf den Grund gegangen, welche alternativen Finanzierungsmöglichkeiten im Kontext des demografischen Wandels vorhanden sind.

In Kap. 2 konnte in dem Kontext konstatiert werden, dass die GKV aufgrund des demografischen Wandels mit steigenden Ausgaben sowie sinkenden Einnahmen konfrontiert ist. In dem Zusammenhang wurde in Kap. 2.3 insbesondere steigende Versicherungsbeiträge zur Deckung der Kosten thematisiert. In der nachfolgenden Diskussion der Projektarbeit, werden weitere mögliche Finanzierungsmöglichkeiten der GKV diskutiert. Der Schwerpunkt potenzieller Finanzierungsszenarien lag dabei auf Berechnungen der Bertelsmann Stiftung aus dem Jahr 2019.

4 Diskussion

Nachdem in den vorherigen Kapiteln die theoretischen Grundlagen zur Finanzierung der GKV dargestellt wurden und im Zuge dessen die Auswirkungen des demografischen Wandels, veranschaulicht wurden, sollen in einem nachfolgenden Schritt, die möglichen Handlungsoptionen der GKV näher dargestellt werden.

Im Hinblick auf die Fragestellungen zu den Auswirkungen des demografischen Wandels auf die Finanzsituation der GKV, wurde in Kap. 2.3 konstatiert, dass der demografische Wandel vor allem in Verbindung mit einer sinkenden Einnahmebasis aufgrund des wachsenden Rentneranteils steht. Zudem konnte festgestellt werden, dass höheres Lebensalter mit höheren Gesundheitsausgaben assoziiert wird. Daher werden aufgrund des demografischen Wandels auch die Gesundheitsausgaben der GKV steigen. Um der Problematik einer zukünftigen Finanzierungslücke zu begegnen, wurden insbesondere steigende Versicherungsbeiträge zur Deckung der Kosten thematisiert. Nachfolgend werden noch weitere Optionen zur Finanzierung der GKV diskutiert (BMG), 2022, Hajen et al., 2017, S. 87 ff.). Im Zuge dessen werden verschiedene Simulationsszenarien resp. Maßnahmen vorgestellt. Dazu gehören sowohl endogene Faktoren, die das System direkt betreffen wie bspw. höhere Versicherungsbeiträge, als auch exogene Faktoren, die sich außerhalb des Krankenversicherungssystems abspielen wie z.B. stärkere Lohnsteigerungen (Breyer und Lorenz, 2020, S. 591 ff., Bertelsmann Stiftung, 2019, S. 5).

Schließung der Finanzierungslücke durch endogene Faktoren

Wie zuletzt erwähnt, stellen steigende Versicherungsbeiträge der Erwerbstätigen, eine endogene Alternative zur zukünftigen Finanzierung der GKV dar. Wie bereits in Kap. 1 angesprochen, wird der Beitragssatz für das Jahr 2030, je nach Annahme zwischen 17 und 30% geschätzt. Die Prognosen reichen noch weiter, so z.B. auch für das Jahr 2040. Breyer und Lorenz gehen bspw. von einem Beitragssatz von 23,6% für das Jahr 2040 aus. Das ifo Institut prognostiziert hingegen einen Beitragssatz von 20,2%. Laut Bertelsmann Stiftung (2019) liegt der Beitragssatz bei 16,9%. Höhere Beitragssätze legen allerdings die Vermutung nahe, dass Versicherte mit höheren Einkommen, die die Option haben, in die PKV zu wechseln, eher dazu geneigt sind, zu wechseln, sodass weitere Finanzierungsprobleme auftreten könnten (Breyer und Lorenz, 2020, S. 591 ff., Bertelsmann Stiftung, 2019, S. 5).

Neben höheren Beitragssätzen, gibt es auch die Option weitere Einkommensteile zu verbeitragen, indem die Beitragsbemessungsgrenze angehoben wird. Die Beitragsbemessungsgrenze lag, wie schon in Kap. 2.1 angesprochen, im Jahre 2021 bei 58.050€ im Jahr. Eine Anhebung der Beitragsbemessungsgrenze würde bedeuten, dass Einkünfte darüber hinaus, nicht beitragsfrei bleiben, sondern erst bei einer höheren Grenze gedeckelt wird. Infolgedessen können mehr Einnahmen generiert werden. Zu beachten ist jedoch, dass eine höhere Beitragsbelastung, entweder durch einen höheren Beitragssatz oder durch eine höhere Beitragsbemessungsgrenze, zu einer Verdrängung der Versicherten von GKV zu PKV führen könnte (Bundesministerium für Gesundheit (BMG), 2017, Bertelsmann Stiftung, 2019, S. 20 ff.).

Neben Maßnahmen, die direkten Einfluss auf Beitragsebene haben, kann zur Schließung der Finanzlücke in der GKV, auch der Bundeszuschuss erhöht werden. Bei den Prognosen der Bertelsmann Stiftung (2019) und unter der Annahme, dass der allgemeine Beitragssatz (exklusive Zusatzbeitrag) bis 2040 nur auf 15% angehoben wird, muss der Bundeszuschuss auf 20% erhöht werden und beträgt demzufolge 70 Milliarden Euro im Jahr 2040. Der Bundeszuschuss steigt folglich von 14,5 Milliarden Euro auf 70 Milliarden Euro im Jahre 2040. Unter der Annahme dieses Szenarios, muss der Bundeszuschuss ab dem Jahr 2028 alle zwei Jahre erhöht werden, indem dieser anteilig an den Beitragseinnahmen, von 7 auf 8% im Jahr 2028 und dann sukzessive auf 20% im Jahr 2040 aufgestockt wird. Durch solch eine Steigerung von Beitragssatz und Bundeszuschuss können Finanzreserven bis zur gesetzlichen Obergrenze von einer Monatsausgabe erzielt werden und somit ausreichend Überschüsse bis zum Jahr 2040. Diese Maßnahme würde allerdings eine hohe finanzielle Belastung für den Staat bedeuten (Bertelsmann Stiftung, 2019, S. 22).

Abschließend sollte als endogener Faktor noch die Ausgabendämpfung als Option zur Schließung der Finanzierungslücke in der GKV genannt werden. Wenn folglich die Ausgaben gedämpft werden können, ist nur eine Anhebung des Beitragssatzes in geringem Maße notwendig. Unter der Annahme, dass der nicht auf die Demografie zurückführende Teil des Ausgabenwachstums (Preiskomponente), über einen limitierten Zeitraum von fünf Jahren niedriger ausfällt als in den restlichen Jahren und jährlich nur 0,9% beträgt, steigen die Gesamtausgaben in dieser Zeitspanne geringfügig an. Solch eine Absenkung des Ausgabenwachstums wurde in dem

Szenario der Bertelsmann Stiftung exemplarisch für die Jahre von 2036 bis 2040 angesehen. Infolge des zeitweise niedrigen Ausgabenwachstums kann eine Senkung des Beitragssatzes ab 2037 berücksichtigt werden. Abweichend vom zuvor vorgestellten Szenario der Beitragssatzanpassung, bei der eine Anhebung des Beitrages auf 16,9% vorausbestimmt wurde, kann der Beitragssatz laut Prognose von 16,1% im Jahr 2036 auf 15,6% im Jahr 2040 vermindert werden (Bertelsmann Stiftung, 2019, S. 23.

Schließung der Finanzierungslücke durch exogene Faktoren

Nachfolgend wird auf die exogenen Faktoren zur Schließung der Finanzierungslücke in der GKV eingegangen. Dies betrifft Faktoren, die nicht unmittelbar zu beeinflussen sind. Dazu gehören u.a. Aspekte wie Lohnentwicklungen oder Morbiditätsraten (Häufigkeiten von Erkrankungen) der Bevölkerung.

Lohnsteigerungen können dafür sorgen, dass eine starke Erhöhung der Beitragssätze vermieden werden kann. Nach einer Schätzung der Bertelsmann Stiftung (2019), die von einer jährlichen Lohnsteigerung von 2,7% bis zum Jahr 2040 ausgeht, genügt eine Anhebung des allgemeinen Beitragssatzes auf 15,3%. Bei geringen Lohnzuwächsen hingegen ist eine Anpassung des Beitragssatzes auf 16,9% notwendig. Im Falle eines kräftigeren Lohnwachstums, kann allerdings in Verbindung mit einer reduzierten Beitragssatzanhebung, die Nachhaltigkeit der GKV-Finanzierung bis zum Jahr 2040 gesichert werden (Bertelsmann Stiftung, 2019, S. 25).

Bei günstiger Morbiditätsentwicklung innerhalb der Bevölkerung, kann ein Teil der angehobenen Beitragssätze entfallen, sofern diese ausgabendämpfend wirkt. Voraussetzung dabei ist, dass Pro-Kopf-Ausgaben bei älteren Menschen in Zukunft weniger stark zunehmen als in der Vergangenheit. Infolgedessen ist eine Erhöhung des allgemeinen Beitragssatzes auf 16,8% bis zum Jahr 2040 laut Bertelsmann Stiftung notwendig. Dieser liegt somit leicht unter dem Beitragssatz bei reiner Beitragssteigerung (16,9%). Der Effekt zeichnet sich demnach vergleichsweise gering ab (Bertelsmann Stiftung, 2019, S. 25).

Maßnahmen, um den Anstieg des Beitragssatzes zu dämpfen

In der GKV gibt es verschiedene Optionen, um den Anstieg des Beitragssatzes zu dämpfen. Dazu gehören z.b. Maßnahmen wie Effizienzsteigerungen in Form von Stärkungen des Wettbewerbs zwischen Krankenkassen und Leistungserbringern. Eine weitere Alternative ist es, Leistungen aus dem Leistungskatalog der GKV einzugrenzen, aber auch verschiedene Reformkonzepte, die nachfolgend näher vorgestellt werden (Breyer und Lorenz, 2020, S. 595).

Kopfpauschalen

Ein Übergang zu kassenspezifischen Kopfpauschalen bietet eine Erweiterung der Beitragsbasis, vor allem durch Rentner, die über weitere Einkommen oder Vermögen verfügen. Das Kopfpauschalen-System, auch Gesundheitsprämiensystem genannt, charakterisiert sich durch eine Umgestaltung der GKV vom umlagefinanzierten System, in ein System mit einheitlichen, gleich hohen Prämien. Daher zahl jeder Versicherte eine einheitlich, gleich hohe Prämie. Versicherte, die den Beitragssatz nicht erbringen können, werden dabei durch steuerfinanzierte, stattliche Zuschüsse entlastet. Ein Staat, in dem ein solches System besteht, ist bspw. die Niederlande. Dort gibt es seit dem 1. Januar 2006 keine Trennung mehr zwischen GKV und PKV. Demnach besteht in den Niederlanden inzwischen ein einheitlicher Krankenversicherungsmarkt, der eine Versicherungspflicht für die gesamte Bevölkerung vorsieht. Anhand dieser Reform wurde die Finanzierung des Gesundheitswesens in den Niederlanden umgestellt (Schölkopf und Pressel 2017).

Finanziert wird das Krankenversicherungssystem zu 50% über eine Pauschalprämie sowie zu 50% über einkommensabhängige Beiträge, die vom Arbeitgeber getragen werden. Insofern zahlen alle Niederländer ab dem 18. Lebensjahr, unabhängig vom Einkommen, eine Pauschalprämie. Die Höhe der Pauschalprämie hängt von der jeweiligen Versicherung ab, ist jedoch innerhalb einer Versicherung für alle Versicherten identisch (Kroneman et al. 2016). Im Jahr 2020 lag die durchschnittliche zu leistende Prämie bei 1.468 Euro. Gesundheitskosten für Kinder und Jugendliche werden vom Staat übernommen. Zudem haben Personen mit einem niedrigen Einkommen, unterhalb einer bestimmten Einkommensgrenze, die Möglichkeit, einen steuerfinanzierten Krankenkassenzuschuss zu beantragen. Dieser deckt dann einen Teil des Versicherungsbeitrages ab. Eine Einführung von Kopfpauschalen im deutschen Krankenversicherungssystem würde einige Vorteile bieten, wie bspw. eine einheitliche Finanzierungsvariante, die unabhängig vom Versichertenkreis ist oder dass der soziale Ausgleich ins Steuer- und Transfersystem verlagert wird und infolgedessen Kinder und Einkommensschwache, Zuschüsse aus allgemeinem Steueraufkommen erhalten. Ein System mit Kopfpauschalen hat jedoch auch Nachteile. Dazu gehören z.b. Steuererhöhungen sowie Milliardenbeträge aus dem Bundeshaushalt und daher eine hohe finanzielle Belastung für den Staat aufgrund des Sozialausgleiches sowie Schwächung der Einkommenssolidarität, da die beitragsfreie Mitversicherung abgeschafft wird und so auch Rentner stärker belastet werden könnten (Beske et al. 2005, Schölkopf und Pressel, 2017).

Bürgerversicherung

Das Gegenstück des zuletzt vorgestellten Systems der Kopfpauschalen resp. Prämien, ist das Konzept der Bürgerversicherung. Wie zuvor im vorliegenden Kapitel diskutiert, können steigende Beiträge, Wechselkonsequenzen von GKV zu PKV zur Folge haben um somit die Finanzierungsbasis der GKV erschweren. Um solche Wechselkonsequenzen zu vermeiden, plädieren einige deutsche Parteien wie die SPD, Bündnis 90/DieGrünen oder die Linke für Reformkonzepte wie die Bürgerversicherung. Die Bürgerversicherung sieht vor, dass alle Bürger, auch privat Versicherte, Selbstständige, Beamte und Spitzenverdiener, in eine Versicherung überführt werden, die von den gesetzlichen und privaten Krankenversicherungsunternehmen getragen werden. Finanzieren soll sich die Bürgerversicherung dabei aus einkommensabhängigen Beiträgen sowie aus Beiträgen aus Kapitaleinkünften und Einnahmen aus Vermietung und Verpachtung. Die Bürgerversicherung bietet zwar Vorteile wie u.a. ein gleiches Leistungsniveau für alle, allerdings auch Nachteile wie bspw. Beitragssteigerungen. So würde eine Bürgerversicherung auf dem Umlageverfahren basieren und somit der steigende Rentneranteil von Erwerbstätigen mitfinanziert werden. Dadurch bleibt das Problem des demografischen Wandels für die Finanzierung bestehen, da es langfristig immer weniger Beitragszahler bei höheren Ausgaben gibt. Folglich sind höhere Beiträge die Konsequenz daraus (AOK-Bundesverband, 2021).

5 Fazit und Ausblick

Das Ziel dieser Projektarbeit war es, festzustellen, wie sich der demografische Wandel auf die Finanzierung der GKV auswirkt. Darüber hinaus sollte identifiziert werden, welche Maßnahmen eine zukünftige Finanzierung der GKV sichern können. Zur Beantwortung des Ziels wurden zunächst theoretische Grundlagen gesammelt und im weiteren Verlauf verschiedene Szenarien wie bspw. Beitragserhöhungen vorgestellt und deren potenzielle Wirkung auf die Finanzierung der GKV analysiert.

In Bezug auf die Auswirkungen des demografischen Wandels auf die Finanzierung der GKV, konnte konstatiert werden, dass in Zukunft einerseits Veränderungen der Einnahmen zu erwarten sind. So werden immer weniger Erwerbstätige in das System einzahlen, da der Anteil der Erwerbstätigen immer kleiner wird. Andererseits werden in Zukunft, höhere Kosten für die GKV erwartet, da der Altersdurchschnitt in der deutschen Bevölkerung ansteigt. Demzufolge ist bei älteren Menschen im Vergleich zu jüngeren Menschen, oftmals ein schlechter Gesundheitszustand zu beobachten und diese sind häufiger von chronischen Erkrankungen betroffen. Das hat u.a. höhere Kosten zur Folge (Bundesministerium für Gesundheit (BMG), 2022, Hajen et al., 2017, S. 87 ff.).

Hinsichtlich der zweiten Fragestellung der Projektarbeit, welche zukünftigen Finanzierungsmöglichkeiten bestehen, um dem demografischen Wandel zu begegnen, konnten auch Lösungsansätze gefunden werden. Wie in Kap. 4 vorgestellt, gehören zu den Finanzierungsoptionen sowohl endogene als auch exogene Faktoren. Zu den endogenen Faktoren gehören dabei u.a. höhere Beitragssätze für Versicherte der GKV, eine Anhebung der Beitragsbemessungsgrenze, eine Erhöhung des Bundeszuschusses sowie Dämpfungen der Ausgaben. Höhere Beitragssätze und eine Anhebung der Beitragsbemessungsgrenze können zwar mehr Einnahmen generieren, könnten allerdings dafür sorgen, dass Versicherte mit höheren Einkommen, die die Option haben, in die PKV zu wechseln, eher dazu geneigt sind. Infolgedessen könnten weitere Finanzierungsprobleme für die GKV auftreten. Eine Erhöhung des Bundeszuschusses kann zwar Defizite der GKV kompensieren, bedeutet allerdings eine höhere finanzielle Belastung für den Staat. Bezüglich Ausgabendämpfungen ist zu sagen, dass nur eine Anhebung des Beitragssatzes in geringem Maße notwendig ist, sofern Ausgaben adäquat gedämpft werden können. Infolge eines zeitweise niedrigen Ausgabenwachstums kann dadurch eine Senkung des Beitragssatzes gewährleistet werden. Zu den exogenen Faktoren gehören u.a. Aspekte wie eine höhere Einnahmebasis durch Lohnentwicklungen oder Morbiditätsraten (Häufigkeiten von Erkrankungen) der Bevölkerung, die sich günstig auf die Ausgaben auswirken können (Bertelsmann Stiftung, 2019, S. 20 ff., Breyer und Lorenz, 2020, S. 595).

Abschließend wurden noch die beiden möglichen Reformkonzepte, das Kopfpauschalen-System und die Bürgerversicherung vorgestellt. Vorteil bei Kopfpauschalen ist, dass der soziale Ausgleich ins Steuer- und Transfersystem verlagert wird und infolgedessen Kinder und Einkommensschwache, Zuschüsse aus allgemeinem Steueraufkommen erhalten. Nachteile sind allerdings Milliardenbeträge aus dem Bundeshaushalt und demnach eine hohe finanzielle Belastung für den Staat. Die Bürgerversicherung bietet zwar Vorteile wie bspw. ein einheitliches Leistungsniveau, allerdings auch Nachteile wie z.B. mögliche Beitragssteigerungen, da in diesem System der wachsende Rentneranteil durch die Erwerbstätigen mitfinanziert werden muss (Beske et al. 2005, Schölkopf und Pressel, 2017).

Abschließend ist festzuhalten, dass es einige zukünftige Finanzierungsansätze für die GKV gibt. Diese bieten zwar einige Vorteile, allerdings sind auch Nachteile mit diesen Ansätzen verbunden. Dementsprechend stellt sich die Frage, ob das zukünftige Finanzierungsproblem aufgrund des demografischen Wandels durch Systemänderungen nicht eher verschoben und auf andere Bereiche abgewälzt wird und dadurch an anderen Stellen, neue Probleme entstehen. So könnten bspw. Rentner durch Kopfpauschalen zusätzlich belastet werden. Um die Finanzierungsbasis der GKV zu sichern und keine Gruppen zu benachteiligen, sind daher in Zukunft weitere Überlegungen notwendig.

Literaturverzeichnis

AOK-Bundesverband, (2021): GKV-Finanzergebnisse, verfügbar unter: https://aok-bv.de/hintergrund/gkv-finanzergebnisse/#:~:text=GKV%2DFinanzentwicklung%202021&text=Nach%20den%20vorl%C3%A4ufigen%20Finanzergebnissen%20haben,knapp%205%2C8%20Milliarden%20Euro, letzter Zugriff: 13.05.2022

AOK-Bundesverband (2022): Demografischer Wandel, verfügbar unter: https://aok-bv.de/lexikon/d/index_00282.html, letzter Zugriff: 16.05.2022

Bertelsmann Stiftung (2019): Zukünftige Entwicklung der GKV-Finanzierung, verfügbar unter: https://www.bertelsmann-stiftung.de/fileadmin/files/BSt/Publikationen/GrauePublikationen/VV_Entwicklung_GKV_Finanzierung.pdf, letzter Zugriff: 28.05.2022

Breyer, F. & Lorenz, N. (2020): Wie nachhaltig sind die gesetzliche Kranken- und Pflegeversicherung finanziert? Wirtschaftsdienst, 100

Bundesministerium für Gesundheit (BMG), (2017): Beitragsbemessungsgrenze, verfügbar unter: https://www.bundesgesundheitsministerium.de/service/begriffe-von-a-z/b/beitragsbemessungsgrenze.html, letzter Zugriff: 20.05.2022

Bundesministerium für Gesundheit (BMG) (2021): Daten des Gesundheitswesens, verfügbar unter: https://www.bundesgesundheitsministerium.de/fileadmin/Dateien/5_Publikationen/Gesundheit/Broschueren/220125_BMG_DdGW_2021_bf.pdf [letzter Zugriff:28.05.2022

Bundesministerium für Gesundheit (BMG) (2022): Versicherte in der gesetzlichen Krankenversicherung, verfügbar unter: https://www.bundesgesundheitsministerium.de/gesetzlich-versicherte.html, letzter Zugriff: 28.05.2022

Fleßa, S. & Greiner, W. (2013): Grundlagen der Gesundheitsökonomie: eine Einführung in das wirtschaftliche Denken im Gesundheitswesen, Springer-Verlag.

GKV-Spitzenverband (2022): GKV-Kennzahlen, verfügbar unter: https://www.gkv-spitzenverband.de/service/zahlen_und_grafiken/gkv_kennzahlen/gkv_kennzahlen.jsp ,letzter Zugriff: 29.04.2022

Hajen, L., Paetow, H. & Schumacher, H. (2017): Gesundheitsökonomie: Strukturen-Methoden-Praxisbeispiele, Kohlhammer Verlag.

Kroneman, M., Boerma, W., van den Berg, M., Groenewegen, P., Jong, J. de, & van Ginneken, E. (2016): Netherlands: Health System Review. Health Systems in Transition, 18(2), 1–240.

Porter, M. E. & Guth, C. (2012): Krankenversicherung in Deutschland. In: Porter, M. E. & Guth, C. (Hrsg.): Chancen für das deutsche Gesundheitssystem: Von Partikularinteressen zu mehr Patientennutzen. Berlin, Heidelberg: Springer Berlin Heidelberg.

Schölkopf, M., & Pressel, H. (2017): Das Gesundheitswesen im internationalen Vergleich: Gesundheitssystemvergleich, Länderberichte und europäische Gesundheitspolitik (3., aktualisierte und erweiterte Auflage). Health Care Management. Berlin: Medizinisch Wissenschaftliche Verlagsgesellschaft, verfügbar unter: https://elibrary.vahlen.de/10.32745/9783954663354

Statistisches Bundesamt (2022): Krankenversicherungsschutz, verfügbar unter: https://www.destatis.de/DE/Themen/Arbeit/Arbeitsmarkt/Qualitaet-Arbeit/Dimension-2/krankenversicherungsschutz.html, letzter Zugriff: 27.05.2022

Verband der Ersatzkassen e. V. (vdek) (2022): Daten zum Gesundheitswesen: Finanzierung, verfügbar unter: https://www.vdek.com/presse/daten/c_einnahmen-ausgaben.html, letzter Zugriff: 28.05.2022

BEI GRIN MACHT SICH IHR
WISSEN BEZAHLT

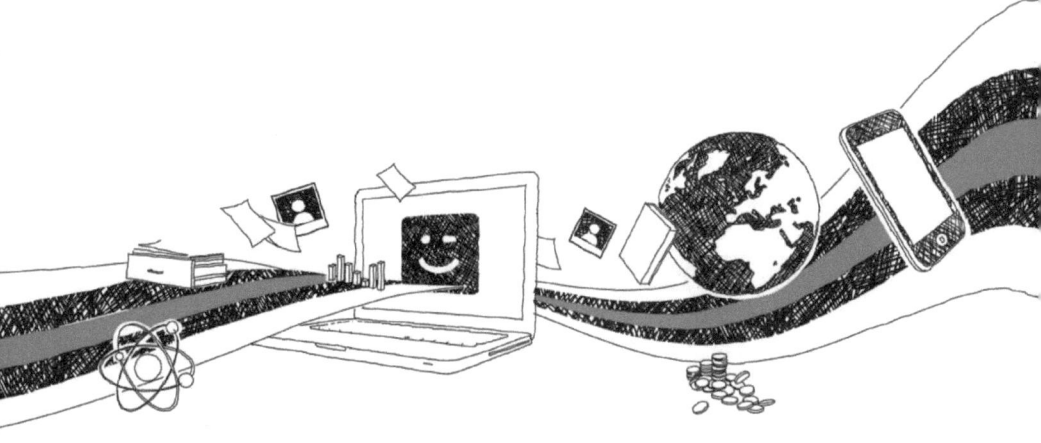

- Wir veröffentlichen Ihre Hausarbeit,
  Bachelor- und Masterarbeit

- Ihr eigenes eBook und Buch -
  weltweit in allen wichtigen Shops

- Verdienen Sie an jedem Verkauf

Jetzt bei www.GRIN.com hochladen
und kostenlos publizieren

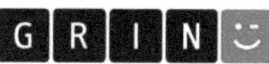

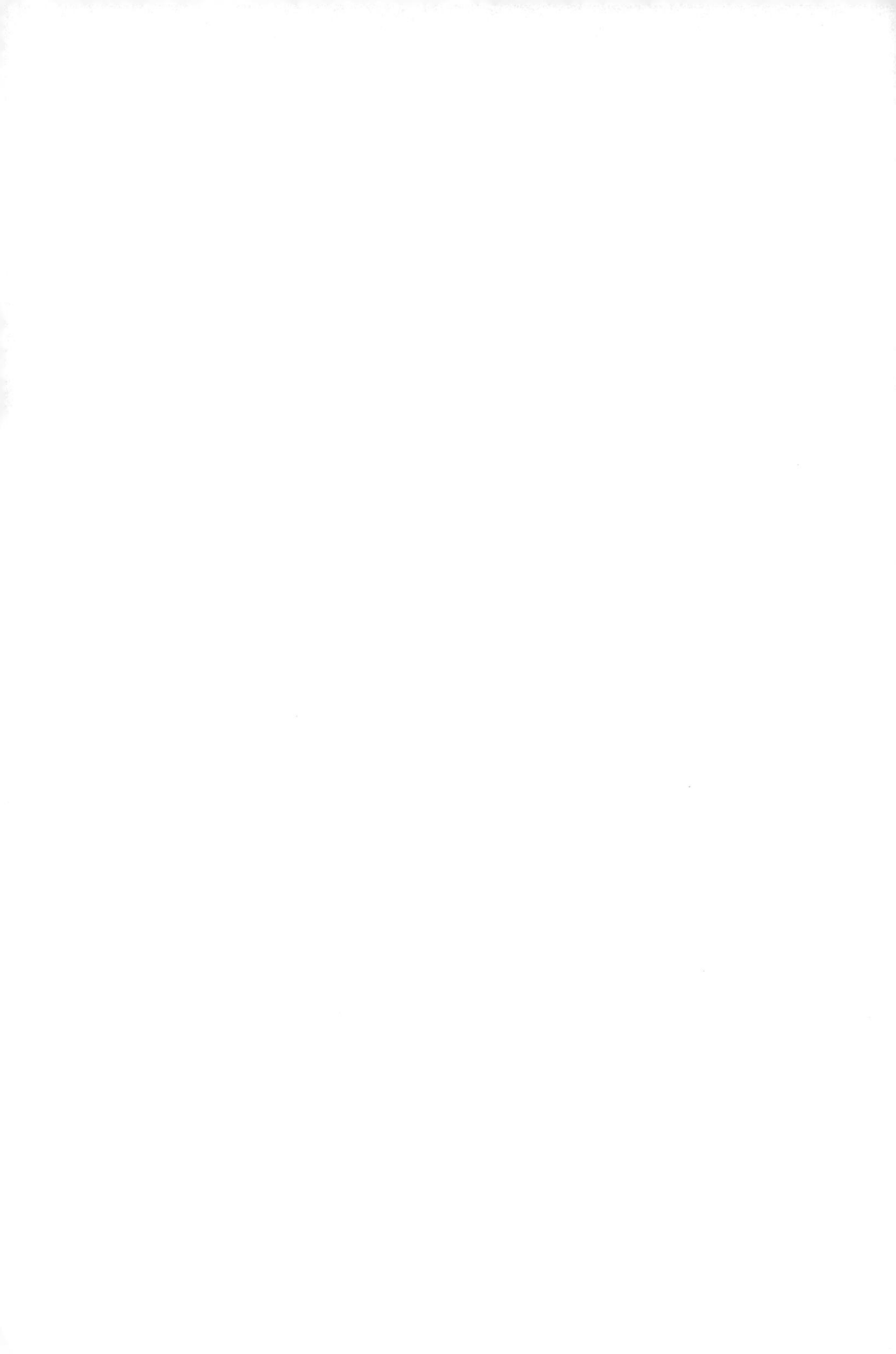